AF318287

QUELQUES OBSERVATIONS

SUR LES

EAUX MINÉRALES DE SAINT-CHRISTAU.

Par le Docteur A. D'ARCET,

Inspecteur de cet Établissement.

> Ce qui rendra un jour l'établis-
> sement de St-Christau très-précieux,
> c'est qu'il y a trois sources, qui
> diffèrent entr'elles par les principes
> qui les constituent, et que, par cette
> variété, elles fourniront aux médecins
> des ressources thérapeutiques, qu'ils
> trouveraient difficilement dans d'au-
> tres établissements.   *(Pommier.)*

PAU, TYPOGRAPHIE DE J.-H. TONNET.

1854.

S. *CHRISTAU.*

A huit kilomètres d'Oloron, le gave d'Aspe, en quittant sa riante vallée natale, reçoit sur sa droite le *Lourteau*, dont les eaux limpides coulent au pied de la verte colline qui abrite les *bains de St-Christau.*

Dans les conditions de succès si richement départies à cet établissement par la nature, peu d'années lui ont suffi pour reprendre parmi nos sources minérales, le rang dont l'avait fait déchoir l'inertie de ses derniers propriétaires, et le jour n'est pas loin, peut-être, où son nom partagera la vogue Européenne de Bonnes, Cauterets, etc., etc.

La découverte des propriétés médicales des sources de St-Christau est fort ancienne, et paraît remonter à plus de quatre siècles; voici ce qu'en dit M. de Courthille,

dans un travail remarquable qu'il leur a consacré :
« Une vieille tradition, consignée dans les titres de la
» maison, mais dont on ne peut ni garantir ni révoquer
» l'authenticité, porte à l'an 1300 ou 1310 la découverte
» des propriétés de l'une d'elles (sulfureuse), et en attri-
» bue la première connaissance à un pasteur ou bûche-
» ron, qui avait sa cabane au pied du mont Binet,
» à peu de distance du Turon-Vuspis, où naissent ces
» sources. D'après cette chronique, ce bucheron, qui
» allait chaque jour à ces sources puiser de l'eau
» pour ses besoins et peut-être pour y abreuver ses
» bestiaux, remarqua au bout de quelque temps,
» que la lèpre qui affectait ses mains, ses pieds et son
» visage, diminuait peu à peu. Il s'en étonna d'abord,
» mais bientot il reconnut que ce changement, qui
» s'accroissait de plus en plus, tenait à l'usage intérieur
» et au contact des eaux dont il se servait; il fit part de
» cette découverte à d'autres lépreux, qui en usèrent
» avec le même succès, et cette source reçut, par la suite,
» le nom d'eau des dartres, nom par lequel on la dési-
» gne dans les divers contrats.

« .... Une construction qui remonte à l'année 1634
» met du moins hors de doute que cette source était
» utilisée à cette époque. » (*Mermet.*)

Dans le dernier siècle, ces eaux attirèrent l'attention
de M. de Lamereux, l'un des médecins les plus distin-
gués du pays. Il voulut s'assurer par lui-même de leurs
propriétés médicales, les visita, observa leurs effets, et
ne tarda pas à consigner dans une notice, publiée en
1766, les heureux résultats qu'il leur avait vu produire.

Assuré, dès ce moment, d'une vogue croissante, St-Christau fut fréquenté par les familles les plus distinguées du pays, et figurait, après Bagnères-de-Bigorre, parmi les eaux à la mode dans la société parlementaire d'avant 89. Les logements ne pouvant suffire, les baigneurs en allaient chercher jusques dans les communes voisines, de Lurbes et d'Eysus, et « il est probable, « dit M. de Courthille, que la réputation de ces eaux « marcherait maintenant de pair avec celle de leurs « voisines, si la dissolution des parlements et la révo- « lution française n'eussent arrêté l'essor qu'on venait « de leur donner, pour les replonger dans le néant, « parce que leur réputation était de trop fraiche date, « et que d'ailleurs le propriétaire se vit forcé de s'expa- « trier et d'abandonner tous les travaux projetés pour « leur accroissement. »

Cependant les eaux de St-Christau, un instant oubliées, ne pouvaient l'être pour toujours ; elles furent de nouveau fréquentées, et avaient déjà recouvré une partie de leur ancienne réputation, lorsqu'en 1835, M. le docteur de Courthille mit au grand jour leurs précieuses propriétés, dans le mémoire où j'ai puisé la plupart de ces documents. Ce mémoire éveilla la sollicitude du gouvernement, qui dut être frappé de l'importance de ces sources et ne tarda pas à leur attacher un médecin-inspecteur.

L'Histoire du Béarn nous apprend, qu'à une époque déjà fort éloignée, St-Christau était compris, sous le titre de commanderie, parmi les propriétés du couvent de Ste-Christine, ce St-Bernard des Pyrénées, dont les ruines attristent aujourd'hui le revers espagnol du col de *Sum-Port*. Son importance excita la convoitise d'un seigneur du voisinage, *Jean d'Arbesio*, qui parvint à s'en emparer vers l'année 1533, à la faveur des troubles suscités en Béarn par l'introduction des doctrines calvinistes, et fut assez heureux pour faire sanctionner, plus tard, son usurpation, par le roi Henri (III) d'Albret, ainsi qu'il résulte d'un diplôme signé de Jacques de Foix, lieutenant de ce prince, le 31 janvier 1538.

Depuis lors, St-Christau fut la propriété successive de plusieurs seigneurs (Jean de Bidou, Jean de Bordères, Simon de Lassalle, Jean de Badet, Roch de Bousquet, de Bois-Juzan), au milieu de vicissitudes diverses, jusqu'au jour où sa bonne fortune le fit passer dans les mains opulentes de M. le comte de Barraute.

Les sacrifices que M. de Barraute y a déjà faits, et les améliorations intelligentes qu'il y réalise chaque jour, assurent désormais, avec l'avenir de ce bel établissement, de nouveaux éléments de prospérité aux populations qui l'avoisinent.

Déjà, plusieurs beaux hôtels bordent la promenade qui conduit aux Bains vieux restaurés eux-mêmes avec le plus grand soin; un édifice élégant, d'architecture italienne, a remplacé les ruines qui déshonoraient les sources du pré; les rives si pittoresques du Lourteau s'embellissent des ombrages variés d'un vaste jardin anglais, et bientôt chacun des bouquets d'arbres, jetés sur la pente des prairies voisines, protégera de gracieux châlets. Dans ces retraites charmantes, la population des baigneurs, répandue comme en autant de colonies diverses, pourra retrouver le calme et l'indépendance du chez soi, au lieu de ces bruyantes casernes, où la plupart de nos établissements thermaux étouffent leurs visiteurs.

SITUATION. — CLIMAT.

Borné au sud, par le mont Binet; à l'ouest, par les coteaux de Candau, Lahourcade, Berger-Juzon; au nord, par l'élévation d'Eyzus, d'où l'on arrive par une pente très-douce; à l'est, par la vallée si bien cultivée du Baget, St-Christau est dans une situation topographique, qui, modifiant l'influence des vents, le fait jouir, pendant les fortes chaleurs de l'été, d'une température douce et bienfaisante.

En effet, il est garanti par le mont Binet du vent du sud si lourd et si énervant; il ne peut être frappé par celui d'ouest porteur des pluies et des orages, car dans cette direction, se trouvent les coteaux de Candau, Lahourcade et Berger-Juzon; Eysus le met à couvert du vent froid du nord, peu fréquent, il est vrai, dans cette saison, mais qui, soufflant parfois dans la matinée, établirait, avec la chaleur du milieu du jour, une transition nuisible. Il n'est donc atteint que par celui d'est, qui, s'élevant doux et modéré vers dix heures du matin, vient attiédir l'impression brûlante d'un soleil trop ardent.

Voici, du reste, le résultat comparatif des observations thermométriques, faites pendant dix années consécutives, soit à St-Christau, soit à Pau, les variations de température ayant été notées, trois fois par jour, avec le plus grand soin, à neuf heures du matin, à midi et à cinq heures du soir.

Elles donnent pour moyenne de chacun des mois de la saison thermale :

Thermomètre centigrade.

A St-CHRISTAU.	A PAU.
Mai .... 14° 8	Mai .... 16° 5
Juin 17 6	Juin 20 05
Juillet 18 7	Juillet 21 45
Août 18 3	Août 22 91
Septembre 16 4	Septembre 19 53
86° 0	100° 44
Dont le 1/5 est ... 17° 2	Dont le 1/5 est ... 20 08

On voit, d'après ce résultat, que, pendant les cinq mois indiqués, la température moyenne de St-Christau est de trois degrés plus basse que celle de Pau, et l'on comprend facilement combien cette différence doit être appréciée par les personnes sur lesquelles une haute température peut avoir des inconvénients.

Il est encore une remarque importante à faire sur le climat de St-Christau : c'est l'absence presque complète d'humidité libre dans l'atmosphère, quoique les jours pluvieux y soient assez fréquents et la quantité d'eau qui y tombe assez considérable. Les observations faites pendant les années 1850, 1851 et 1852, prouvent que durant les cinq mois de la saison thermale, il y pleut quarante jours sur cent cinquante, et que la couche d'eau qui y tombe, est de quarante centimètres;

cependant l'hygromètre n'a marqué que quatre-vingt-dix degrés de l'échelle de Saussure.

Ceci dépend, sans doute, de la nature du terrain qui, étant éminemment sablonneux, absorbe avec rapidité les eaux pluviales, et ne laisse point d'eau stagnante, dont l'évaporation humidifie l'atmosphère.

St-Christau, à l'abri des vents fâcheux, jouissant d'une température moyenne de 17° 2, pendant les cinq mois de la saison thermale, et d'une atmosphère presqu'entièrement dépourvue d'humidité libre, est un séjour qui convient parfaitement aux personnes d'une susceptibilité nerveuse trop développée, et à celles affectées de la plupart des maladies chroniques.

DIFFÉRENTES SOURCES. — LEUR ANALYSE.

Les sources dont on fait usage à St-Christau sont au nombre de cinq : la Fontaine sulfureuse ou du Pêcheur; les Sources de la Prairie, douce et froide; la Fontaine de la Chapelle, et les Bains vieux.

Fontaine du Pêcheur.

Analyse de M. Mermet.

« Dans l'une des premières années de ce siècle, un
« paysan occupé à pêcher le long d'un ruisseau, que
« concourent à former les deux sources de la prairie,
« se trouvant à une distance de cent-vingt mètres en-

« viron de celles-ci, incommodé par une odeur fétide »
« qu'il ne savait à quelle cause attribuer, fut obligé de
« quitter la place où il se trouvait. Il revint, à plusieurs
« reprises, dans le même lieu, et chaque fois son odorat
« fut désagréablement affecté par une odeur d'œufs
« couvés. Il fit part de son observation au propriétaire,
« qui, après quelques jours de recherches, parvint à
« découvrir un trou percé dans un schiste argileux, et
« d'où sortait un liquide assez abondant ; il fit renfer-
« mer la source dans un réservoir en pierre, que l'on
« voit encore.

« Les eaux de la source du pêcheur sont toujours
« limpides, savonneuses ; leur odeur est analogue à celle
« des œufs couvés ; leur saveur fortement prononcée est
« semblable à celle des eaux chargées du principe sul-
« fureux ; leur température constante est de quinze de-
« grés (C). Leur volume peu considérable, relativement
« à celui des autres sources, ne permet de les admi-
« nistrer qu'en boisson ; il est de six cents décimètres
« cubes par jour. Ces eaux laissent sur leur passage un
« sédiment très-marqué de sulfuraire. »

Effets produits, par les réactifs, sur l'Eau
du pêcheur.

A... Une pièce d'argent, introduite dans le liquide, se
recouvre bientôt de teintes foncées, noirâtres et irisées.

B.... Le nitrate et l'acétate d'argent donnent naissance
à un nuage d'une teinte brune prononcée.

C.... Le nitrate et l'acétate de plomb développent

instantanément et avec plus d'intensité le même phé-
nomène.

D.... Par le nitrate ammoniacal d'argent, on obtient
un précipité moins abondant, mais d'un brun plus
foncé.

E.... L'émétique colore la liqueur en jaune orangé,
sans troubler sa transparance.

F.... Acide arsénieux; point d'effet sensible.

G.... Si après l'addition de l'acide arsénieux, on
verse dans l'eau quelques gouttes d'un autre acide, d'acide sulfurique par exemple, un précipité jaune trouble
légèrement la transparence de la liqueur.

H.... Un fragment de sulfate de fer a été introduit
dans un flacon, rempli d'eau minérale; la liqueur s'est
troublée, et a pris une nuance noirâtre; au boût de
vingt-quatre heures, elle est redevenue limpide, et un
précipité floconneux était déposé au fond de la masse.

I.... Teinture de tourne-sol; nul effet.

J.... L'eau versée sur du sirop de violette, lui com-
munique une teinte verte très-prononcée.

K... Les acides nitrique, sulfurique, hydrochlorique,
opèrent un très-faible dégagement de petites bulles. Le
liquide ne perd pas sa transparence; il ne change pas
de couleur.

L.... Le chlorure de platine donne un précipité
jaune-serin assez abondant.

M.... Ammoniaque; nul effet.

N.... La potasse donne un léger dégagement de bulles.

O.... L'eau de chaux donne un précipité blanc ins-
tantané.

P .. Le nitrate de baryte et le chlorure de Barium décident la formation d'un léger nuage blanc, même après avoir préalablement versé de l'acide acétique.

Q.... L'oxalate d'ammoniaque donne un précipité blanc très-abondant.

R.... La dissolution de noix de Galles trouble la liqueur d'une manière presqu'insensible.

S... Le phosphate de soude donne un précipité blanc très-prononcé.

T.... Après avoir soumis l'eau à l'ébullition pendant vingt minutes, les sels de plomb et d'argent donnent encore un précipité brun, mais moins abondant que dans les essais B, E, C. L'acide arsénieux ne colore en jaune l'eau boullie qu'après l'addition d'un autre acide.

U.... L'eau de la source perd, par son exposition à l'air, la faculté de précipiter en brun par les sels de plomb et d'argent ; elle ne produit plus qu'un précipité blanc, abondant, soluble dans l'ammoniaque.

V.... L'eau, dont le caractère sulfureux a disparu au contact de l'air, traitée par l'acide acétique, puis par le nitrate d'argent, donne un léger précipité blanc.

Conséquences à déduire des effets précédents.

La nature sulfureuse des eaux de la Source du Pêcheur est incontestablement établie par les expériences A—B—C—D—E. Le principe sulfureux n'est pas libre, mais combiné avec une base; ce qui résulte des essais F—G—T.

Cette combinaison est un sulfhydrate alcalin, selon

Anglada , et un sulfhydrate de sulfure, d'après M.
Fontan.

L'expérience (J) démontre la présence d'un ou plusieurs alcalis ; l'un d'eux est la potasse (expérience L);
nous verrons plus tard que celui qui domine est la
soude ; que ces deux alcalis ne sont pas libres, mais
combinés avec l'acide carbonique, dont les expériences
O, K, établissent l'existence. On voit que l'indication
fournie par l'essai (H) est douteuse, car elle peut avoir
été fournie par un sulfhydrate, aussi-bien que par un
carbonate.

L'essai S permet de soupçonner la magnésie. L'existence des sulfates est attestée par l'expérience P. Celle
des chlorhydrates par les expériences U et V. Les sulfates et les chlorhydrates sont à base d'alcali et de chaux

J'ai peu de confiance sur l'essai R ; le fer est en si pe-
tite quantité, que je ne puis décider si sa présence dans
l'eau est accidentelle, ou si ce métal est fourni par la
roche schysteuse que traverse le liquide minéral.

Les résultats que m'ont fournis les indications pré-
cédentes, et ceux qu'établit une analyse plus rigoureuse,
qui ne saurait trouver sa place ici , m'ont conduit à
considérer les eaux de la Source du Pêcheur comme
étant formées des éléments suivants :

Azote.	Carbonate de potasse.
Matière organique.	Carbonate de magnésie.
Sulfhydrate de soude.	Carbonate de chaux.
Carbonate de soude.	Sulfate de chaux.
Sulfate de soude.	Silice.
Chlorure de sodium.	Des traces de fer.

Détermination du principe sulfureux.

Pour déterminer la quantité de sulfate de soude contenue dans l'eau de la source du pêcheur, j'ai fait usage du procédé employé par M Grothuz et plus tard par Anglada. J'ai traité un volume donné d'eau par le nitrate ammoniacal d'argent, et déduit la quantité de sulfure d'argent précipité.

Deux litres d'eau de la source avaient donné, o gr. 36o de sulfure d'argent ; on n'aurait obtenu que o gr. 18o de ce sulfure, si on s'était borné à un litre de ce liquide. Cette quantité de sulfure équivaut à 0,0245 d'acide sulfhydrique. Or, cet acide étant employé en totalité à produire un sulfhydrate alcalin à base de soude, ce sel figure dans la constitution de l'eau minérale dans le rapport de 0,0694 pour le volume du liquide en question.

Dans ce qui précède, on a fait abstraction de l'eau de cristalisation, que ce sel peut prendre ; s'il était considéré à l'état cristalin, sa proportion s'élèverait à 0,169

Comme nous l'avons déja dit, les eaux de cette source s'administrent seulement en boisson. Les doses sont depuis demi-verre, jusqu'à six et huit verres par jour. On les coupe ordinairement, au début, avec du lait ou avec un sirop, que l'on peut choisir parmi ceux qui conviennent le mieux à l'état du malade.

Sources du Pré.

Ces sources naissent d'un rocher calcaire profondé-

ment situé en terre, viennent de bas en haut et sont à
5o centimètres l'une de l'autre,

Leurs principes constituants sont absolument les mêmes, et elles n'ont de différence que dans la température. La douce, marque $11^{\circ} + 1/2$ (R^r) et la froide,
$10^{\circ} + 1/2$ (R^r).

Elles sont limpides, inodores et d'un goût assez fade;
elles font éprouver une sensation d'astriction à la gorge.

D'après M. Pommier, elles contiennent des carbonates de chaux et de magnésie dans de grandes proportions, une substance extractive et de la glairine.

L'eau douce est employée en bains et en boisson ; la
froide, en boisson seulement. La dose est depuis **un**
verre jusqu'à dix ou douze dans la journée.

Source de la Chapelle.

Cette source se trouve à six mètres de celle des bains
vieux ; elle sort horizontalement d'un rocher calcaire
par deux ouvertures, qui ne sont séparées l'une **de**
l'autre que par une lame de rocher ayant quatre centimètres environ d'épaisseur. L'eau de cette source **est**
limpide, inodore et insipide ; on voit nager à sa surface
une grande quantité de flocons albumineux; elle contient des carbonates de chaux, de magnésie, un chlorure de chaux, de la barégine et du carbonate de fer
(de Courthille). Sa température est de 13° (R). On l'emploie en boisson à la dose d'un à quatre verres par **jour.**

Bains vieux.

La source des bains vieux est, comme son nom l'indique, la plus anciennement connue. Elle sort de bas en haut d'une roche calcaire, située au nord-est du Turon-Vuspis, et fournit une quantité d'eau très-considérable.

Cette eau est limpide et sans saveur; elle produit une sensation d'astriction à la gorge et laisse échapper par l'ébullition une odeur légèrement sulfureuse. On remarque dans le bassin et le long des canaux, qu'elle parcourt, des couches d'incrustations calcaires, et l'on voit nager à sa surface une assez grande quantité de flocons albumineux. Sa température est de $11° + 1/2$ (R).

D'après l'analyse faite par MM. Pommier et de Courthille, cette eau contient des carbonates de chaux et de magnésie, un chlorure de chaux, de l'hydro-sulfate de soude une matière extractive et de la glairine. C'est cette source qui est spécialement affectée aux maladies de la peau. On l'emploie en bains, douches, lotions, lavements et boisson.

MODE D'ACTION DES EAUX DE ST-CHRISTAU.

Pour établir le mode d'action des eaux de St-Christau, je n'aurais qu'à me baser sur les propriétés des élémens qui les constituent, s'il était vrai, comme le dit Bergman, que, « connaître la composition chimique d'une eau minérale, c'est devancer l'expérience et garantir le succès. »

Mais, d'abord, on ne connaît pas la composition

exacte des eaux minérales. Pour en avoir la preuve convaincante, il suffit de jeter les yeux sur les nombreuses analyses qui ont été faites de chaque source en particulier, pas une ne donne le même résultat; il y a dissidence dans la proportion et le nombre des éléments; chaque nouvel essai fait découvrir un principe nouveau, ou constate l'absence de celui dont un essai antérieur avait démontré la présence......... On le voit, rien de sûr, rien de complet dans la connaissance de la composition des eaux minérales; la chimie est inhabile à en faire une analyse rigoureuse, et par conséquent l'assertion de Bergman manque par sa base.

Mais le contraire eût-il lieu; la chimie pût-elle faire connaître exactement les principes constitutifs d'une eau minérale, que cette connaissance n'impliquerait point celle des propriétés médicales de cette eau. (1) Car, pour qu'il en fut ainsi, il serait nécessaire que l'action des eaux minérales fut parfaitement identique avec celle des élémens qui les constituent, et que l'énergie de leur action fut en raison directe de la proportion de ces mêmes éléments; or, il n'en est rien, et l'observation de chaque jour démontre, de la manière la plus évidente, le contraire de ces propositions. (2) Ne voit-

(1) L'analyse chimique des eaux, quoique fort intéressante, ne peut pas toujours être invoquée pour en déterminer l'action thérapeutique. (*Ferrus, Mémoire à l'Académie.*)

La chimie a beau multiplier ses essais et ses subtilités analytiques, elle ne parviendra jamais à éclairer directement la thérapeutique. (*Marchant.*)

(2) L'analyse chimique, bien que parvenue à un haut point de perfection, ne suffit pas à beaucoup près, pour expliquer l'efficacité des eaux, puisque leur action énergique sur l'économie animale n'est jamais en rapport avec les proportions presque toujours insignifiantes des substances qui les composent, et dont les réactifs chimiques font connaître la présence. (*Considération chimique et médicale sur l'eau de Selters.*)

on pas, en effet, des eaux minérales (comme les Eaux-Chaudes et les Eaux-Bonnes), dont les éléments ne diffèrent, que très peu, dans leur nature et leurs proportions, différer cependant d'une manière notable dans leur action sur l'économie; tandis que d'autres à bases bien différentes, comme celles de Bonnes et de Mont-d'Or, produisent des effets à peu près analogues? Ne voit-on pas des eaux « dans lesquelles l'analyse ne » fait pour ainsi dire découvrir que les principes, qui « constituent l'eau la plus pure, produire cependant » des effets énergiques qu'il n'est pas possible de révo-» quer en doute? *(Johnson.)*

Il est donc évident, comme le dit Carmichaël, qui en avait fait l'expérience sur lui-même, que l'on ne peut « point calculer l'action des eaux minérales par la « quantité ou la qualité des élemens que l'on y trouve. »

S'adressera-t-on pour expliquer le résultat curatif des eaux minérales à l'excitation qu'elles produisent...?

L'excitation, qui, du reste, est rarement en raison de l'agrégat chimique (3), est le produit constant de l'usage des eaux minérales.

Cette excitation se présente sous deux différentes

(3) Ce n'est pas sans étonnement que l'on voit la source de Minvielle des Eaux-Chaudes ne contenir que 0,0007 de sulfure de sodium, alors que cette eau est si énergique et excite tellement l'estomac, que le médecin-inspecteur a été obligé de la faire fermer (*Pâtissier*).

Cette source a été ouverte de nouveau.

formes : elle est seulement générale, ou elle est en même temps générale et spéciale.

Dans le premier cas, l'organisme tout entier est excité uniformément; dans le second, il y a prédominance d'excitation dans tel ou tel organe ou dans tel appareil organique.

Ces assertions sont les conséquences rigoureuses que l'on doit déduire des nombreuses observations faites de tous les temps dans les divers établissements d'eaux minérales.

» En lisant avec attention, dit M. Marchant, toutes
« les observations pratiques qui restent sur les vertus
» curatives des eaux minérales, on doit être frappé
« d'un fait commun à ces diverses observations. C'est
« une uniformité d'action dans les résultats, qu'ils
« soient ou non avantageux. Il y a lieu d'être étonné
« qu'en voyant l'exaltation à laquelle les organes et les
« fonctions sont portés, on ne proclame pas unanime-
« ment que l'excitation est le grand, l'unique mobile
« par lequel s'opère la cure de si nombreuses et si re-
« belles maladies. »

Nul doute que l'excitation, sous ses différentes formes, (substitutive ou révulsive, etc. etc.) ne doive jouer
un grand rôle dans les résultats obtenus par l'usage
des eaux minérales. Dans un grand nombre de cas,
elle est suffisante, soit pour les expliquer, soit pour les
produire; et il est à croire de plus, que comme elle est
nécessaire à l'accomplissement de nos diverses fonctions, elle est de même indispensable, pour favoriser,
dans l'économie, l'action d'agens qui échappent, il est

vrai à nos recherches , mais dont la présence semble cependant indiquée par l'efficacité des eaux minérales , alors que cette efficacité ne peut être expliquée par l'action des éléments que la chimie y découvre, ou par l'excitation elle même.

Mais, *l'excitation est-elle l'unique mobile par lequel s'opère la cure de si nombreuses maladies ?*

Je ne le crois pas , car le supposer serait admettre ;

1° Que les eaux minérales diverses, étant toutes excitantes , sont susceptibles de produire les mêmes résultats, puisque , convenablement dirigées , elles peuvent donner le même degré d'excitation ; d'où suivrait évidemment « la dénégation de cette spécialité théra-
« peutique, reconnue de fait , du moment que l'on a
« dit , prenez telle ou telle eau et non telle autre.
« Si les sources du Mont-d'Or , de Vichy ou autres
« pouvaient remplacer les sources Pyrénéennes, les
« médecins n'obligeraient pas les malades à franchir
« la Garonne » (*Marchant.*)

2° Que les eaux artificielles peuvent être adminis-trées en remplacement des naturelles. avec égale chance de succès, puisqu'elles sont excitantes et que l'on peut graduer à volonté leur action incitative , soit en les dosant , soit en les fabricant : « Mais , dit encore M.
« Marchant , il n'est personne qui puisse hésiter sur
« le choix. Quoiqu'on fasse , quoiqu'on dise , on per-
« suadera difficilement qu'il n'y a pas de différence
« entre les effet des unes et des autres. »

Non certes , l'eau factice n'a jamais pu raisonnable-ment être assimilée à l'eau naturelle, « chimiœ usus in medicina feré nullus » (*Junker*, *synthèse des eaux minérales*), et , « quand on entend dire que l'art est l'émule de la nature , on est tenté de rire de pitié. » (*Vauquelin*).

3° Que tous les agens incitatifs, tels que l'électricité, le galvanisme, les frictions , etc. etc., et les diverses préparations pharmaceutiques , jouissent des mêmes propriétés que les eaux minérales , puisqu'eux aussi peuvent produire les mêmes excitations. Mais l'expérience démontre, et pas un seul médecin n'ignore , combien est grande la différence des résultats obtenus par l'usage des eaux ou par celui de ces divers agens.

Et qu'on ne dise pas que les eaux artificielles et les médicaments pharmaceutiques n'agissent pas aussi efficacement que les eaux naturelles, parce qu'après en avoir fait un usage plus ou moins prolongé, ils sont difficilement supportés et deviennent irritants; car n'en est-il pas de même de toutes les eaux minérales naturelles, dont l'administration doit être surveillée avec le plus grand soin, sous peine de voir se développer les accidents les plus fâcheux? « L'excitation des eaux minérales, dit M. Marchant. se transforme facilement en irritation, laquelle dégénère souvent en inflammation avec tous les désordres qui l'accompagnent. »

L'excitation n'est donc pas le seul mobile des cures faites par les eaux minérales, alors que produite indépendamment de ces mêmes eaux, elle n'est pas suivie des mêmes résultats.

Puisque les eaux minérales n'agissent pas d'après les lois, que les principes découverts par la chimie dans leur constitution sembleraient indiquer ; puisque d'autre part, elles produisent des cures, que l'excitation ne peut souvent expliquer, il est incontestable qu'elles ont d'autres propriétés, qui sont dues à des causes dont la nature nous est parfaitement inconnue.

Cela posé, il est évident que, ne connaissant point toutes les causes qui agissent dans les eaux minérales, il est impossible de juger, à priori, des effets qu'elles peuvent produire.

Il n'y a donc que l'observation qui puisse donner une idée juste des propriétés de telle ou telle eau minérale, et c'est aussi en suivant cette voie, tracée par Bordeu, que je vais essayer d'indiquer le modus agendi des différentes sources de St-Christau.

Fontaine du Pêcheur.

L'eau de cette source a les propriétés générales que l'on reconnaît aux autres eaux sulfureuses. Elle est stimulante et produit une excitation remarquable dans tout l'organisme ; elle accélère la circulation, anime l'influ-nerveux et augmente ainsi les sécrétions et les absorptions. Elle est donc altérante ; car l'activité des absorptions et des sécrétions doit nécessairement modifier les divers fluides du corps.

Il est facile de comprendre que cette eau, prise sans mesure, puisse produire une surexcitation nuisible, mais qu'administrée convenablement, elle provoque une modification salutaire dans les fonctions, en augmentant le ton des organes.

Une des principales propriétés de l'eau de la source du Pêcheur est d'être résolutive à un très haut degré, d'où il résulte qu'elle produit un effet puissant dans les engorgemens du foie, de la rate, du mesentère et des différentes glandes. On en retire aussi des avantages marqués dans l'atonie de l'estomac et des intestins, dans l'anémie et dans plusieurs névroses chroniques.

Source du Pré.

Eau froide. — Eau douce.

Elles n'ont de différence que dans la température, et produisent sur l'économie des résultats parfaitement identiques.

Leur effet constant est d'activer légèrement la vitalité en général, mais d'une manière plus forte dans certains organes : ainsi, la matrice et ses dépendances, les reins, la vessie et tout l'appareil genito-urinaire, les vaisseaux émorrhoïdaux et la partie inférieure du canal intestinal, reçoivent par leur influence, un surcroît d'activité que des signes évidents ne tardent pas à rendre sensible. Elles sont légèrement laxatives, diurétiques, rétablissent ou modifient les écoulemens utérins et rappellent ou provoquent les hémorrhoïdes.

D'après ce que nous venons de dire, on comprend facilement qu'elles soient utiles dans les diverses affections chroniques des reins, de la vessie, de la matrice, du canal intestinal, etc., etc., dans les maladies qui dépendent de la suppression ou de l'irrégularité de leurs fonctions et encore dans celles qui peuvent être amendées par une révulsion sur ces organes : aussi les prescrit-on avec avantage dans la gravelle, la cystite chronique, l'aménorrhée, la leucorrhée, les affections hémorrhoïdaires et l'inertie de certains organes fatigués; dans les gastralgies, antéralgies et autres maladies nerveuses symptômatiques d'affections des organes du bassin ; enfin dans les congestions des organes de la partie supérieure du corps.

Source de la Chapelle.

L'eau de cette source active d'une manière sensible le mouvement de la circulation et augmente l'action de l'estomac, des intestins et de la matrice.

Elle convient aux personnes chlorotiques, mal réglées et enfin à celles qui sont sous l'influence d'un tempérament lymphatique.

Elles agissent surtout très efficacement dans les fièvres intermittentes rebelles, et dans les engorgements du foie et de la rate, qui accompagnent souvent ces dernières.

Les fiévreux, qui font usage de ces eaux, voient ordinairement, au bout de quelques jours, les accès reparaître ou bien augmenter d'intensité. Mais cette recidive et cette surexcitation sont bientôt remplacées par la disparition de la fièvre et par la diminution progressive des engorgements de la rate et du foie.

Bains vieux.

Les eaux de la source des Bains vieux ont la plus grande analogie avec celles de *Louesche*, soit par leurs caractères chimiques, soit par leur efficacité dans les mêmes genres de maladies.

Introduites dans le torrent de la circulation, elles lui impriment un mouvement que l'on peut appeler centrifuge, c'est-à-dire que la circulation, modérée dans les organes intérieurs, redouble d'activité dans ceux de la périférie : la peau est le siége d'une congestion qui se traduit par une couleur plus animée, une légère tuméfaction, une chaleur plus forte et une transpiration plus ou moins sensible.

D'après ce mode d'action, on doit retirer de ces eaux les résultats les plus avantageux, soit que l'on veuille obtenir une altération organique, soit que l'on veuille rappeler snr la peau certaines maladies qui affectent les organes intérieurs ; de là leur efficacité incontestable dans les affections qui dépendent de la répercussion des maladies cutanées, etc., etc. Elles sont aussi très bienfaisantes dans les rhumatismes, les maladies vénériennes et les ulcères de diverses natures ; mais leur propriété la plus remarquable et celle qui les place au premier rang, parmi les autres eaux minérales des Pyrénées, est celle qu'elles ont sur les maladies cutanées, qui reconnaissent pour cause, l'irrégularité des fonctions de la peau.

Jamais elles n'aggravent ces maladies, alors même que celles-ci sont à l'état aigu, tandis que ce n'est pas impunément que, dans de pareilles circonstances on use de certaines eaux sulfureuses, du reste parfaitement efficaces, lorsque ces maladies sont anciennes et invétérées.

Cette innocuité des eaux des Bains vieux, dans la période d'inflammation, dépend probablement de leur action très douce sur la peau, et en même temps de la manière dont on les emploie : la température basse des bains, les lotions constantes d'eau froide (qui, je puis le dire avec vérité, n'ont jamais produit le moindre accident, résultant d'une répercussion, que cette forme d'administration semblerait devoir provoquer,) produisent une résolution modérée de l'inflammation qui, bientot réduite à des proportions moindres, laisse un libre cours à une médication plus active. En d'autres termes : tandis que les bains frais et les lotions constantes d'eau froide agissent pour réduire l'excès d'inflammation, la vertu centrifuge de ces eaux s'oppose à toute répercussion, par la douce mais constante excitation qu'elle entretient sur la peau.

Que l'affection de la peau soit chronique, ou bien qu'étant aiguë, l'inflammation ait disparu sous l'influence de la première administration des eaux; on voit, le plus souvent, se développer une recrudescence de la maladie ou bien une éruption d'une nature différente. Toutefois l'une et l'autre ne tardent pas à disparaître et à être suivies d'une amélioration marquée, et souvent, de la guérison. Dans d'autres circonstances, ce n'est que longtemps après avoir cessé l'usage des eaux que l'on voit la disparition complète des symptômes morbides; et cela s'explique facilement, lorsque l'on considère que les eaux des bains vieux produisent sur la peau une excitation constante pendant leur administration, et que ce n'est que lorsque cette excitation a tout à fait cessé, que la peau qui a reçu une modification suffisante, reprend par degrés ses fonctions normales.

La durée de l'administration de ces eaux est ordinairement de 25 à 30 jours ; un moindre temps ne peut suffire et ne sert, le plus souvent, qu'à produire cette recrudescence dont nous avons parlé, et qu'un œil peu expérimenté peut prendre pour une aggravation de la maladie. Arrivé à ce nombre de jours de traitement, le malade, assez souvent, éprouve des troubles fonctionnels qui indiquent qu'il est arrivé à ce degré que l'on est convenu d'appeler, point de saturation des eaux. Il est facile de prévenir ces dérangements, soit par un repos de quelques jours, soit par une médication bien entendue.

Du reste, rien de fixe dans le temps nécessaire à la guérison des maladies cutanées : tout est relatif à leur gravité, à leur étendue et à leur ancienneté : quelquefois, mais rarement, une saison suffit ; souvent deux et plus ordinairement trois, les voient complètement disparaître.

Il ne faut pourtant pas se dissimuler qu'il est des cas où l'influence des eaux, le traitement pharmaceutique le mieux entendu et la plus longue persistance dans les moyens employés, ne servent souvent qu'à pallier ces cruelles maladies, et que, dans d'autres circonstances plus malheureuses encore, ils ne peuvent en obtenir la moindre modification.

Ce que je viens de dire, de la manière d'agir des eaux des Bains vieux, dans les maladies de la peau, peut s'appliquer d'une manière à peu près analogue à d'autres affections qui reçoivent de leur action un résultat plus ou moins salutaire ; mais je crois pouvoir me dispenser, dans ce court aperçu, d'entrer dans ces divers détails.

Comme on le voit, les eaux de St-Christau sont nombreuses, et chacune d'elles a des propriétés différentes ; d'où résulte le double avantage de pouvoir recourir, selon telle ou telle condition morbide, à l'efficacité de chaque source en particulier, ou bien à l'action combinée de plusieurs d'entr'elles à la fois.

On trouvera, dans les observations qui suivent, l'application de ces diverses combinaisons.

OBSERVATIONS.

CYSTITE CHRONIQUE.

Observation I. — Mme T.... de Monein, âgée de soixante-sept ans, est d'une constitution assez forte et d'un tempérament à la fois nerveux et sanguin.

Elle fut atteinte, dans l'hiver de mil huit cent quarante-neuf, d'une cystite aiguë très-intense, qui finit par passer à l'état chronique.

Cette maladie persiste depuis lors sous cette forme, et n'a reçu, des divers moyens rationnellement employés, par le Dr Binos, pour la combattre, d'autres modifications que des surexcitations passagères qui n'ont été suivies d'aucun résultat avantageux. Toniques, vécicatoires, frictions stybiées, thérébanthine, etc. etc. tout a échoué; et cette dame épuisée arrive, dans l'état suivant, à St-Christau, au mois de Juin 1851.

Amaigrissement, face pâle, bas-ventre douloureux, besoins fréquents d'uriner, urines peu abondantes, roussâtres et laissant un dépôt glaireux; appétit faible, digestions pénibles, constipation. Le pouls bat quatre-vingt-cinq pulsations par minute ; découragement. *(Bains du pré , deux verres d'eau douce par jour.*)

Cinquième jour : urines plus abondantes et moins chargées , appétit meilleur , digestion plus facile. Le pouls bat 8o. *(La boisson est portée à trois verres par jour.*)

Septième jour : diarrhée , urines très-abondantes ; le pouls bat 95. *(Même régime.)*

Dixième jour : urines abondantes et limpides ne laissant qu'un très-léger dépôt ; évacuations alvines régulières. L'appétit se développe ; le pouls est revenu à 8o.

Dix-huitième jour : régularité dans toutes les fonctions. L'appétit est bon; les forces augmentent; le pouls ne bat plus que 77.

Durant les mois de juillet et d'aout , cet état satisfaisant a persisté, et Mme T... est revenue, au mois de septembre , prendre une quinzaine de bains.

L'hiver s'est passé convenablement ; cependant, vers le mois de fevrier , la cystite s'est renouvelée dans des proportions beaucoup moindres.

Trente bains du pré et autant de jours de boisson, en 1852, ont fait entièrement disparaitre cette maladie.

GRAVELLE.

Observation II. --- M. P... propriétaire, est venu à St-Christau en 1851 , adressé par le docteur Boulin , pour un eczéma , dont vingt jours de traitement par les eaux des bains vieux , l'ont débarrassé. Il désire encore prendre quelques bains , et vient me trouver pour m'en prévenir et me dire, qu'en outre de l'affection herpétique, il éprouve depuis environ huit mois, une douleur obtuse, devenant par fois plus forte, vers la partie moyenne du dos. Il la croit rhumatismale, parce qu'à plusieurs reprises il a ressenti des douleurs dans les lombes et dans les diverses articulations des membres inférieurs.

Je ne partage point cette opinion; je soupçonne la présence de graviers dans les reins, et les urines de la soirée, conservées, m'en donnent la certitude. Elles ont déposé un sédiment briqueté, dans lequel on distingue quelques granulations plus fortes, qui me paraissent être d'acide urique. (*Bains du pré, six verres d'eau douce par jour*)

Troisième jour : urine abondante, diarrhée légère, (*même régime*).

Sixième jour : les urines continuent à être très-abondantes; la diarrhée a diminué, les douleurs des reins ont augmenté.

Septième jour: les douleurs des reins, beaucoup plus fortes, sont terminées par l'expulsion d'un gravier de la grosseur d'un grain de froment, et de plusieurs autres plus petits.

Les bains et la boisson, réduite à deux verres, sont continués jusqu'au dix-huitième jour.

J'ai vu depuis M. P..., qui m'a dit rendre de temps en temps quelques graviers, mais être débarrassé de la douleur des reins.

TOURNOIEMENS DE TÊTE.

Observation III. — M. L..., des environs de Peyrehorade, chef de bataillon en retraite, âgé de soixante-huit ans, est d'un tempérament sanguin et d'une forte constitution. Il a joui d'une très-bonne santé, pendant son service militaire, qui a été long et fatiguant. De retour dans ses foyers, une vie tranquille et des habitudes régulières, n'ont pu le préserver de céphalalgies, de tournoiemens de tête assez violents pour le forcer souvent à chercher un appui, et de montées de sang fréquentes, après les repas.

Des évacuations sanguines, quelques purgatifs, l'usage des eaux de Bagnères et la vie la plus sobre n'ont rien changé à son état, exactement le même à son arrivée à St-Christau, au mois d'août 1853.

Face plutôt pâle que rouge, conjonctives injectées, tête lourde, propension au sommeil, appetit faible, selles rares Le pouls plein et dur bat 75 pulsations par minute. (*Demi bains du pré et six verres d'eau douce par jour.*)

Cinquième jour : deux selles, urines abondantes, moins d'appétit. Le pouls bat 83. (*Même bains, dix verres d'eau.*)

Huitième jour : la diarrhée est très-abondante ; les urines ont diminué ; la tête se dégage. (*Même régime.*)

Douzième jour : les selles devenues légèrement sanguinolentes, diminuent ; les urines augmentent de nouveau ; l'appétit est meilleur ; tous les signes de congestion vers la tête ont disparu.

Le vingtième jour, M. L part dans l'état le plus satisfaisant.

HÉMATURIE.

Observation IV. — (de Courtille). M. de B., âgé de dix-neuf ans, fortement constitué, d'un tempérament sanguin, fut atteint en 1804 d'hématurie à la suite de l'épidémie de Cadix qui moissonna autour de lui quarante-deux de ses compatriotes ; en 1807, les médecins espagnols lui conseillèrent de rentrer en France, comme seul moyen de recouvrer la santé. Desuite après son arrivée, le malade fut envoyé par le docteur Minvielle aux eaux de Bagnères-de-Bigorre et à celles de Cauterets, l'année d'après ; ces eaux ne produisirent aucune amélioration, les urines étaient toujours mêlées de sang ; le malade souffrait beaucoup de douleurs vagues qui se portaient tantôt aux reins, tantôt à la tête ; il était continuellement constipé et les selles étaient très-douloureuses. En 1810, le hasard conduisit à St-Christau M. de B.... : là, on lui conseilla de faire usage des sources de la Prairie, en bains et en boisson ; peu de jours après, il s'y installa pour suivre ce conseil ; après quatorze jours de l'emploi de l'eau douce, les urines furent ramenées à leur état normal ; un flux hémorrhoïdal s'établit, et vingt jours après son arrivée, le malade se retira tout à fait soulagé. En 1815, ayant encore ressenti quelques souffrances, il passa une saison à St-Christau avec le même succès ; depuis lors, il n'a plus éprouvé de douleurs, et à certaines époques, tous les trois mois à peu près, il rend, sans souffrances , une très grande quantité de sang dans les selles. Il lui est arrivé quelquefois d'éprouver de petits malaises , de légers maux de tête ; il a pris alors dix à douze bains ; aussitôt cette évacuation périodique s'est renouvelée ; cette crise a duré quinze à seize jours , et continue à présent à reparaître à époques fixes.

GASTRALGIE.

Observation V. — M. L., négociant, âgé de 42 ans , est d'un tempérament sec et nerveux , et d'une assez forte constitution.

Dans un long voyage, fait en 1849, M. L..., sous l'influence d'une grande chaleur, de longues fatigues et d'une mauvaise nourriture , fut atteint d'une gastrite sub-aiguë que l'on combattit par plusieurs applications de sangsues, l'usage des bains, etc., etc. , etc. Depuis cette époque, M. L.... est presque toujours souffrant. Il se décide, sur l'avis du docteur Crouseilles, à venir à St-Christau dans le mois d'août 1850.

Voici son état :

Face légèrement amaigrie ; langue pâle et humide ; épigastre peu douloureux par la pression ; digestions pénibles et accompagnées d'éructations; selles rares ; douleurs épigastriques, le matin, suivies de vomissemens glaireux. Le pouls bat 76 pulsations par minute.

Quinze bains et deux verres d'eau douce par jour , ont rétabli les fonctions gastriques dans leur état normal, sans crises ni surexcitations appréciables. J'ai revu M. L., et sa santé est très bonne.

MENSTRUATION IRRÉGULIÈRE.

Observation VI. — Melle D., de Pau, âgée de vingt ans, d'un tempérament lymphatique et nerveux, dit qu'elle souffre habituellement de l'estomac et que ses règles, du reste très peu abondantes, sont accompagnées d'un dérangement général et de douleurs très-aiguës dans le bas-ventre.

Voici son état, à son arrivée à St-Christau, au mois de septembre 1852:

Face pâle et amaigrie; teinte légèrement jaunâtre autour des yeux et au-dessous des ailes du nez, langue rouge à la pointe; épigastre douloureux à la pression; appétit nul; fonctions digestives lentes et pénibles; sommeil assez bon; bruit respiratoire parfaitement normal; léger souffle dans la carotide gauche. Le pouls bat 78. (*Bains du pré, deux verres d'eau de la chapelle.*)

Sixième jour: l'appétit est meilleur; la sensibilité de l'estomac a diminué; la peau semble prendre de l'animation; le pouls bat 82. (*Même régime.*)

Le dixième jour, cette demoiselle est obligée d'interrompre les bains; ses règles ont devancé l'époque; elles sont plus abondantes, de bonne nature et nullement douloureuses.

Après 15 bains et autant de jours de boisson, elle quitte St-Christau.

Elle y revient en 1853, et son état continue à être satisfaisant. Les règles, sans être très abondantes, viennent aux époques fixes, et toutes les fonctions se font avec la plus grande régularité.

CHLOROSE.

Observation VII. --- M. S., âgé de 24 ans, est d'un tempérament lymphatique et d'une constitution assez faible.

Depuis l'âge de 16 ans, M. S., a été affecté de diverses maladies, qui ont nécessité des évacuations sanguines nombreuses et notamment en 1849 d'une fluxion de poitrine combattue par trois saignées, deux applications de sangsues, un vésicatoire, etc., etc.

Le docteur Boulin, dont il reçoit les conseils, le dirige sur St-Christau où il arrive le 3 septembre 1852.

Voici son état :

Visage très pâle ; amaigrissement général ; pouls développé, battant 85 pulsations par minute ; sommeil irrégulier ; maux de tête fréquents ; appétit faible ; digestion laborieuse ; tournoiements de tête ; palpitations ; étouffements.

Les bruits respiratoires sont à l'état normal ; les battements du cœur, réguliers, donnent un léger souffle ; le bruit du diable est manifeste dans les carotides. (*Bains vieux, un verre d'eau de la Chapelle par jour.*)

Ce traitement, continué pendant 25 jours, a rétabli graduellement la santé de M. S.....Le 28 septembre, jour de son départ, son visage a repris l'animation de la santé; son pouls ne donne que 78 pulsations par minute; il n'a plus de palpitations ni d'étouffements, et l'on ne perçoit plus le bruit de souffle dans le cœur, ni dans les carotides.

CHLOROSE.

Observation VIII. — Mlle Adèle R.... m'est adressée par le docteur Boulin. Elle est âgée de 21 ans. Son tempérament est à la fois nerveux et lymphatique, sa constitution délicate.

Toujours mal réglée et très faible, elle fit usage à dix-huit ans des eaux de Bagnères-de-Bigorre, qui la fortifièrent, et régularisèrent passablement ses fonctions; mais cette amélioration fut de courte durée, et Mlle R... vit bientôt les premiers accidents se renouveler.

C'est inutilement que, depuis cette époque, elle a fait usage de diverses préparations ferrugineuses; pilules de Vallet dragées de Gélis et Conté, etc., etc. Rien n'a réussi, et son état, à peu de chose près, a toujours été depuis ce qu'il est à son arrivée à St-Christau, le mois de juillet 1851.

Face, lèvres et gencives très pâles; pouls faible et régulier, donnant 90 pulsations par minute; battements de cœur très violents par intervalles, et à la moindre émotion; douleurs et tournoiements de tête; suffocations dans la nuit; langue humide; appétit nul ou capricieux; digestions pénibles et mal terminées; affaissement général, surtout le matin.

L'impulsion du cœur est très forte, mais la percussion n'indique rien d'anormal dans les dimensions de cet organe; les poumons ne présentent aucune trace de lésion ; bruit du diable parfaitement caractérisé dans les deux carotides. (*Demi-bains du Pré, un verre d'eau du Pêcheur le matin, un idem de la Chapelle le soir.*

Le huitième jour, la boisson qui est bien supportée est doublée.

Douzième jour : l'appétit est meilleur ; les forces semblent augmenter; la pâleur est moins prononcée ; le bruit des carotides amoindri.

Quinzième jour : il y a un peu de diarrhée qui cesse le soir même.

Dix-huitième jour : coliques assez fortes, suivies de l'apparition des règles ; elles ne durent que quelques heures.

Après 27 jours de traitement, cette jeune personne quitte St-Christau dans un état très satisfaisant d'amélioration. La peau est moins pâle ; les battements de cœur moins violents; les tournoiements de tête et les suffocations ont disparu , et l'on n'entend plus qu'un souffle très léger dans la carotide gauche. Enfin tout donne l'espoir d'une santé meilleure; ce qui s'est réalisé.

DESCENTE DE MATRICE.

Leucorrhée, ulcération du col.

Observation IX.— Marie N...., de Lucq, est âgée de 36 ans, d'une forte constitution, et d'un tempérament nervoso-sanguin. Elle a eu quatre enfants , et son dernier accouchement a été long et laborieux.

Voici son état à son arrivée à St Christau , le mois de juin 1850. Cette femme dit souffrir de la partie inférieure du dos et des deux hypocondres , surtout si elle reste longtemps debout, ou fait une longue course ; elle a souvent des douleurs d'estomac et des vomissements glaireux.

Les parties génitales sont constamment humectées par un liquide jaunâtre peu abondant, qui augmente considérablement à l'époque de la menstruation.

Il y a abaissement de l'utérus, avec inclinaison à gauche; le museau de tanche est molasse et présente au côté droit une ulcération de la grosseur d'une lentille. (*Bains du Pré ; deux verres d'eau du Pêcheur en boisson ; deux douches par jour , à basse température , l'une sur les hypocondres , l'autre sur la partie inférieure du dos ; deux douches ascendantes avec l'eau des Bains vieux à 20° (R) , au moyen d'un clysopompe.*)

Le cinquième jour, on est obligé de suspendre les douches ascendantes qui occasionnent de vives douleurs ; elles sont reprises et supportées facilement après trois jours de repos ; on baisse leur température par degrés , et on finit par les donner avec de l'eau froide.

Au vingt-troisième jour, l'écoulement n'existe plus , l'ulcération est cicatrisée; l'abaissement et l'inclinaison de la matrice amoindris et la marche très facilement supportée.

FIÈVRE INTERMITTENTE TIERCE.

Observation X. — Le nommé M..., de Monein, laboureur, âgé de 21 ans, est d'un tempérament sanguin et d'une forte constitution.

A la suite des fatigues que nécessitent les travaux du printemps, ce jeune homme contracta des fièvres intermittentes tierces, dont les soins éclairés du docteur Dabbadie et l'emploi des diverses préparations fébrifuges n'ont pu le débarrasser que par intervalles.

Il arrive à St-Christau au mois de juin 1850, dans l'état suivant :

La fièvre a été coupée l'avant-veille de son arrivée.

Face pâle et amaigrie ; peau décolorée et flasque, humectée par une transpiration froide; langue lisse et d'un rose pâle ; épigastre et abdomen insensibles à la pression ; appétit faible ; déjections alvines rares et peu abondantes ; urine roussâtre. La rate descend de deux travers de doigt de plus que dans l'état normal, et le pouls donne de 80 à 85 pulsations par minute. (*Bains vieux à 28° Réaumur ; deux verres d'eau de la Chapelle.*)

Troisième jour : frissons suivis de chaleur et de lassitude ; le pouls bat 90. (*Mêmes bains ; deux verres d'eau de la Chapelle ; deux idem du Pêcheur.*)

Quatrième jour : ce jeune homme est saisi de frissons si violents, dans le bain, qu'il n'ose plus y rester. Je le fais mettre dans un lit chaud ; et bientôt la réaction s'opère ; à midi, le pouls bat 105. A cinq heures, il y a détente, la sueur se développe et continue toute la nuit. (*Bains vieux à 26° (R) ; quatre verres d'eau du Pécheur, deux de la Chapelle.*)

Cinquième jour : les frissons se renouvellent dans le bain ; ils sont beaucoup moins forts que la veille et suivis d'une réaction proportionnelle.

Sixième jour : aucun signe de fièvre dans la journée ; transpiration dans la nuit ; (*même régime jusqu'au quinzième jour*). La tuméfaction de la rate a diminué de moitié, et toutes les fonctions ont repris leur intégrité normale.

Montané reste encore cinq jours à St-Christau, et rentre chez lui dans l'état le plus satisfaisant. Il n'y a pas eu de récidive.

FIEVRE INTERMITTENTE TIERCE ET QUARTE.

Observation XI. — Le nommé D. de Monein, cultivateur, âgé de 61 ans, est d'un tempérament bilioso-sanguin, et d'une assez forte constitution.

Il fut pris, dans le mois de février dernier, de fièvres intermittentes tierces qui se manifestèrent avec des signes d'embarras des voies digestives ; et je les combattis par des émétiques et des laxatifs suivis de l'administration du sulfate de quinine.

Cette médication produisit un repos de quelques jours ; mais les fièvres reparurent bientôt, ayant pris, cette fois, le type quarte.

Persuadé de l'existence d'une légère inflammation gastrite, peut-être résultat de la médication déjà employée, je fis usage des antiphlogistiques, d'une application de sangsues, etc., etc., etc., et enfin du sulfate de quinine en lavements..... même résultat satisfaisant, mais bientôt récidive.

Le premier mai, je revins encore au sulfate de quinine, et engageai le malade, si les fièvres reparaissaient, à venir prendre les eaux de St-Christau.

Il arrive le 10 juin 1850, après avoir préalablement coupé ses fièvres.

Voici son état :

Face maigre et ridée, yeux injectés, peau sèche, appétit nul, matières fécales dures, urines rouges, épigastre sensible, langue séche et rouge. à la pointe; grande faiblesse; le pouls bat 78 pulsations par minute. (*Bains vieux*, *trois verres d'eau douce en boisson*).

Cinquième jour : la langue s'est humectée et a pâli ; l'épigastre n'est plus douloureux; les selles et les urines sont plus abondantes; la peau est moins sèche (*Quatre verres d'eau douce, mêmes bains.*)

Huitième jour : amélioration marquée ; l'appétit se développe ; les forces reviennent. (*Mêmes bains ; un verre d'eau du Pêcheur, deux de la Chapelle.*)

Neuvième jour : (*deux verres d'eau du Pêcheur; deux de la Chapelle.*)

Douzième jour : quelques frissons dans le bain; le pouls, dans la journée, bat 82 ; légère sueur dans la nuit. (*Même régime.*)

Treizième jour : pas de fièvre.

Quinzième jour : Tout est rentré dans l'état normal. Il y a trois ans de cette époque, et je vois très souvent ce bon vieillard, qui jouit de la santé la plus parfaite.

FIÈVRE INTERMITTENTE TIERCE.

Observation XII.--(De Courthille.) M. C., brigadier des gardes-forestiers, de Haget-Aubin, était atteint depuis plusieurs années de fièvres tierces intermittentes pour lesquelles il avait été traité sans succès à différentes reprises par les docteurs Parage, d'Orthez, Benzin, de Sault-de Navailles, Moumiet, de St-Médard, etc. etc. Ce malade, désespéré d'une si longue souffrance, accablé par une fièvre hectique qui l'épuisait, voulut, malgrè les conseils de ceux qui l'affectionnaient, partir pour les eaux. En 1830 il arriva à St-Christau tellement faible, qu'on fut obligé de le descendre de son cheval.

Le lendemain, il prit un bain de l'eau des deux Arceaux et but deux verres de l'eau du Pêcheur ; il éprouva un accès de fièvre si violent en froid, qu'il sautait et ressautait presque au-dehors de sa baignoire; l'accès se prolongea 56 heures. Depuis ce moment le malade ne ressentit pas le moindre mouvement de fièvre; il continua pendant quinze jours à se baigner et à boire, et dès que ses forces furent un peu revenues, il retourna chez lui. En juillet 1831, il revint prendre quelques bains et quelques jours de repos; sa santé était alors parfaitement rétablie.

ENGORGEMENT DU FOIE.

Observation XIII. -- (De Courthille,) M. D.. âgé de 45 ans, d'un tempérament bilioso-sanguin, était atteint depuis quelque temps d'obstructions du foie survenues à la suite de longues fièvres intermittentes ; il passa trois saisons à St-Christau ; l'eau du Pêcheur en boisson, à la dose de six verres par jour, et quelques bains vieux le débarrassèrent complètement de cette maladie.

ULCÈRE CALLEUX.

Observation XIV. — Joseph Lagarrieu, journalier d'Eyzus, âgé de 38 ans, d'un tempérament biliososanguin et d'une forte constitution.

Il vit, il y a dix-sept ans, se développer sur sa jambe droite, à le suite d'une forte contusion, une plaie, qui, pendant les deux premières années, changea trois fois de place, et finit par se fixer, il y a quinze ans, à la partie antérieure et moyenne de cette même jambe sur la crête du tibia. Il consulta plusieurs médecins et fit une infinité de remèdes, mais fort inutilement, car il était obligé de travailler pour subvenir à ses besoins et à ceux de sa famille.

Le 27 mai 1850, cet ulcère à bords calleux et déchiquetés, est très profond et présente une circonférence de trente-cinq centimètres. Il est d'un gris sanguinolent ; les parties environnantes sont considérablement tuméfiées, d'une teinte violacée et parsemées d'épaisses indurations. (*Bains vieux, deux douches froides par jour, trois verres d'eau du Pêcheur en boisson.*)

Huitième jour : la jambe a diminué de volume ; l'ulcère a pris une couleur plus animée, et les parties environnantes se sont légèrement affaissées.

Après 24 jours de traitement, les callosités ont disparu ; la teinte violette s'est éclaircie ; et l'ulcère est réduit à la dimension d'une pièce de vingt-cinq centimes.

ECZÉMA.

Observation XV — M. R. d'Oloron, âgé de 52 à 56 ans, est d'un tempérament bilioso-sanguin et d'une assez forte constitution.

Il avait toujours joui d'une bonne santé, lorsqu'il fut atteint, dans ces derniers temps, de tournoiements de tête assez forts et assez fréquents pour lui donner de l'inquiétude.

Parmi les moyens employés pour les combattre, le Dr Crouseilles appliqua un vésicatoire à la jambe gauche. Ce vesicatoire fut bientot entouré d'une éruption vésiculeuse qui ne tarda pas à se propager le long de cette jambe, de la cuisse du même côté, de la jambe et de la cuisse droite et finit par envahir les membres supérieurs. C'était un eczéma des plus intenses.

Bains simples, gélatineux, alcalins, sulfureux ; cataplasmes divers, lotions de plusieurs natures ; pommades souffrées, alcalines ; traitement intérieur des mieux appropriés ; tout a été inutile, et M. R., après six mois d'atroces souffrances, arrive à St-Christau le premier juin 1852, dans l'état suivant :

Face pâle et amaigrie ; appétit assez bon ; digestion quelque fois pénible; constipation; sommeil interrompu par des démangeaisons intolérables ; pouls à 80 pulsations, allant parfois dans la nuit à 90 et 100 ; tournoiemens de tête assez rares.

La partie antérieure des jambes, des cuisses et des avant-bras est le siège de larges plaques d'eczéma.

Ces plaques ont des caractères différents bien tranchés :

1° Dans la plupart, la peau tuméfiée et très profondément enflammée est excoriée et sanguinolente ; elle présente un grand nombre de gerçures et laisse suinter une sérosité âcre et très abondante ;

2° Dans d'autres, elle est enflammée à divers degrés, recouverte de petites squammes peu adhérentes, et donne une beaucoup moins grande quantité de sérosité ;

3° Dans d'autres enfin, la peau épaissie, indurée et fendillée est sèche et recouverte de squammes jaunâtres très-adhérentes. (*Bains vieux à 26° (R.); deux verres d'eau du Pécheur en boisson ; lotions fréquentes avec l'eau des Bains vieux froide, et dans les intervalles, linges imbibés de cette même eau, appliqués sur toutes les surfaces malades ; pommade camphrée au calomel pendant la nuit; quarante centigrammes d'aloès tous les huit jours.*)

Ce traitement a été continué pendant deux mois, et dans ce laps de temps, il s'est développé plusieurs recrudescences qui ont eu chaque fois pour résultat la diminution de la plupart des plaques de l'eczéma, à leur circonférence ; de sorte qu'au 25 juillet, les plaques n° 1 sont détruites, celles du n° 2 sont amoindries des deux tiers, et celles n° **3** ont moins d'épaisseur et d'induration.

A cette époque, M. R. quitta les eaux de St-Christau, heureux des effets qu'elles avaient produits et revint dans le mois de septembre n'ayant plus que les plaques n° 3 considérablement amoindries. Il prit une dizaine de bains, et vit, au bout de quelques jours, ces dernières disparaître entièrement. Il n'y a pas eu de récidive.

ECZÉMA.

Observation XVI. — M. T., négociant d'Orthez, est d'un tempérament à la fois bilieux et lymphatique et d'une assez forte constitution.

Sans cause appréciable, il fut atteint, dans le mois de septembre dernier, d'un eczéma qui envahit en très peu de temps toute l'étendue de la peau et le mit dans un état de souffrance difficile à décrire. Son habile médecin, M. le docteur Lapeyre, employa inutilement tout ce que l'art lui offrait de ressources et vit, malgré ses soins assidus, cette cruelle maladie persister dans ses formes désespérantes.

Voici l'état de M. T. à son arrivée à St-Christau, le mois de juin 1850 :

On est obligé de le descendre de voiture et de le porter dans son lit.

Cuir chevelu, front et faces très rouges, tuméfiés et parsemés de petites squammes jaunâtres qui se détachent assez facilement ; paupières gonflées, profondément excoriées et recouvertes de squammes plus épaisses, conjonctives enflammées; narines obstruées par des croûtes noirâtres qui cachent la muqueuse ulcérée; lèvres tuméfiées et fendillées, laissant suinter du sang; cou rouge et gercé dans toute sa partie antérieure; reins parsemés d'un grand nombre de larges plaques d'un rouge vif, recouvertes de squammes jaunâtres; bas-ventre et parties génitales profondément excoriés; pourtour de l'anus rouge, tuméfié et fendillé.

La totalité des membres supérieurs est affectée de la même maladie, et les pieds et les mains sont dans un tel état de gonflement et d'ulcération, que tout mouvement est suivi des plus vives douleurs.

Langue humide, appétit assez bon, selles rares, sommeil presque nul; le pouls bat 103 fois par minute. Légère matité au sommet du poumon gauche; rudesse au sommet du poumon droit; craquements humides au sommet du poumon gauche et quelques-uns de disséminés.

L'état de la poitrine m'inspire les plus grandes craintes, et j'hésite à attaquer la maladie cutanée par les moyens que fournissent les eaux de St-Christau. Cependant l'état d'horrible souffrance dans lequel se trouve M. T. et ses prières reiterés me décident.

Le 2 : Bains vieux, de vingt minutes, à 27° (R) un verre de la même eau avec une cuillerée de sirop de gomme). On augmente chaque jour, de cinq minutes, la durée du bain.

Le 6 : voyant qu'il n'y a pas de mouvement dans les surfaces malades (*Bains de quarante minutes à 26°*

Voici son état à son arrivée à St-Christau au mois de septembre 1852 :

La partie supérieure et antérieure de la tête est presque entièrement dégarnie de cheveux, et ceux qui restent sont courts et lanugineux ; la peau, dans cette région, rouge par plaques, et enflammée, est recouverte de lamelles blanchâtres à demi adhérentes ; l'examen le plus attentif, avec une bonne loupe, ne peut me faire découvrir aucune trace de vésicules, mais simplement une exfoliation imflammatoire de la peau. (*Bains, lotions, eau du Pêcheur en boisson, et le soir frictions avec de l'axonge camphrée.*)

Après 15 jours, la rougeur de la tête et les démangeaisons ont entièrement disparu.

Je vois souvent cette dame pendant l'hiver, et je constate, avec satisfaction, que le pytiriasis n'a pas reparu, et que les cheveux repoussent avec force.

Mme S. revient en 1853 ; sa guérison est complète, ses cheveux sont déjà longs et épais.

LUPUS.

Observation XXX. — (De Courthille) Melle L. jeune personne de Sauveterre, était atteinte d'une dartre rongeante scrophuleuse, qui occupait toute une joue, et dont l'ulcère rougeâtre fournissant un pus échoreux et augmentant de plus en plus en largeur et en profondeur, avait fini par s'étendre presque jusqu'à l'os de la pomette ; elle vint, il y a onze à douze ans, consulter un médecin en réputation d'Oloron, et lui demander si les Eaux de St-Christau, auxquelles on l'envoyait, la guériraient. Ce praticien, effrayé pour la malade du degré auquel cette affection était parvenue, et pensant qu'aucune eau minérale au monde n'était capable de la guérir, voulut néanmoins ne pas détruire l'espoir flatteur qu'on avait fait concevoir à Melle L. et lui dit qu'il pensait aussi que l'usage de ces eaux ne pouvait pas lui faire du mal. Elle s'y rendit donc ; chaque jour, elle se baignait aux Bains-vieux ; elle buvait par jour cinq à six verres de l'eau du Pêcheur, et tenait constamment la partie malade couverte d'un linge mouillé de l'eau des Bains vieux. Au bout d'un mois, elle revint à Oloron voir son docteur, qui ne put contenir son étonnement à la vue d'une cure aussi merveilleuse. La dartre était sèche et l'ulcère presqu'entiérement cicatrisé. La malade continua encore quelque-temps l'usage des eaux et retourna à Sauveterre tout-à-fait guérie ; depuis, aucune trace de cette affection ne s'est reproduite chez elle.

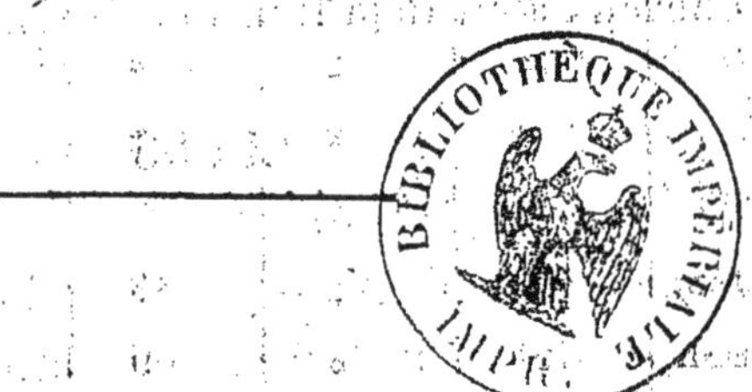

Le tableau suivant donnera une idée approximative du degré d'efficacité des eaux de la source des Bains vieux, dans les maladies de la peau.

TABLEAU

Des maladies cutanées, qui, sous ma direction, ont été traitées par les eaux de la source des Bains vieux, durant les années 1850, 1851, 1852 et 1853.

Noms des Maladies.	Nombre.	Malades guéris à leur départ.	Malades soulagés à leur départ.	Malades partis dans le même état qu'à leur arrivée.	Malades (figurant dans les deux colonnes précédentes) dont la guérison n'a eu lieu qu'après leur départ.
URTICAIRE..	1	1	»	»	»
ECZÉMA	268	88	156	24	76
HERPÈS.....	44	20	24	»	16
RUPIA.......	12	4	3	5	»
ECTHIMA ...	68	12	56	»	8
ACNÈ.......	28	4	12	12	8
MENTAGRE.	8	»	3	5	»
PORRIGO....	12	3	4	5	1
LÈPRE.......	8	4	2	2	»
PSORIASIS ..	40	12	20	8	»
PYTIRIASIS.	12	4	3	5	2
IHCTHYOSE.	16	»	9	7	»
LUPUS......	44	1	20	23	»
SYPHILIDES.	21	6	7	8	»
Totaux....	582	159	319	104	111

9 782014 044515